BEI GRIN MACHT SICH IHR WISSEN BEZAHLT

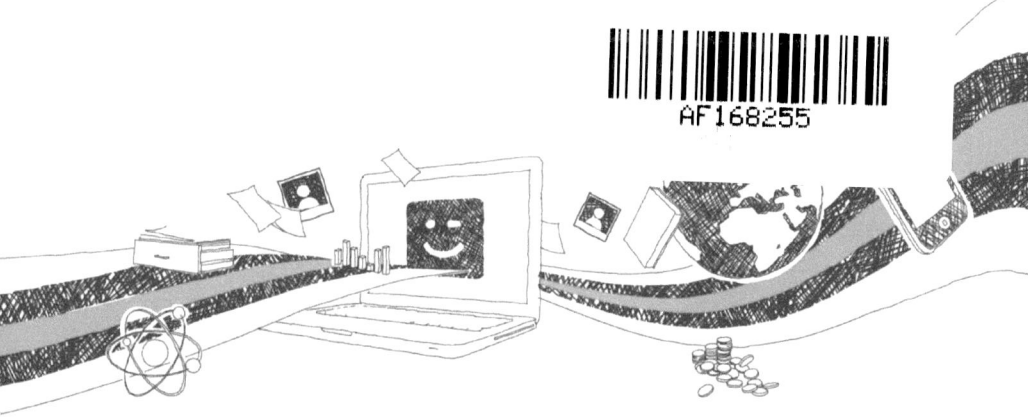

AF168255

- Wir veröffentlichen Ihre Hausarbeit, Bachelor- und Masterarbeit

- Ihr eigenes eBook und Buch - weltweit in allen wichtigen Shops

- Verdienen Sie an jedem Verkauf

Jetzt bei www.GRIN.com hochladen und kostenlos publizieren

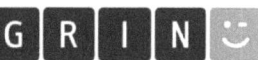

Bibliografische Information der Deutschen Nationalbibliothek:

Die Deutsche Bibliothek verzeichnet diese Publikation in der Deutschen National-
bibliografie; detaillierte bibliografische Daten sind im Internet über http://dnb.d-
nb.de/ abrufbar.

Impressum:

Copyright © 2018 GRIN Verlag
Druck und Bindung: Books on Demand GmbH, Norderstedt Germany
ISBN: 9783346211330

Dieses Buch bei GRIN:

https://www.grin.com/document/590746

Anonym

Psychische Gesundheit bei arbeitslosen im Vergleich zu erwerbstätigen Menschen

GRIN Verlag

Bachelorarbeit

Titel der Arbeit

Psychische Gesundheit bei arbeitslosen im Vergleich zu erwerbstätigen Menschen

angestrebter akademischer Grad

Bachelor of Education (B.Ed.)

Inhaltsverzeichnis

Abstract

Sowohl Arbeitslosigkeit als auch Erwerbstätigkeit können zu gesundheitlichen Problemen führen. Diese Arbeit beschäftigt sich mit der Forschungsfrage „Liegen Unterschiede in der psychischen Gesundheit bei langzeitarbeitslosen und erwerbstätigen Menschen vor?" und soll beweisen, dass bei langzeitarbeitslosen Menschen ein höheres Risiko für eine Depression und einen Alkoholmissbrauch, bei erwerbstätigen Menschen ein höheres Risiko für eine Tabakabhängigkeit besteht. Mittels eines Fragebogens, mit dem die Bereiche Stimmungslage, Rauchverhalten und Alkoholkonsum untersucht wurden, sind 44 langzeitarbeitslose (> 12 Monate arbeitslos) und 38 erwerbstätige Menschen (Σ = 82 Menschen) im Alter von 31 bis 50 Jahren befragt worden. Zwischen den arbeitslosen und den erwerbstätigen Menschen konnte zwar kein signifikanter Unterschied bei einer Depression und daraus schließend kein höheres Risiko nachgewiesen werden, jedoch wurde festgestellt, dass mit zunehmenden Alter auch die Zahl der depressiven Menschen steigt. Beim Rauchverhalten und Alkoholmissbrauch zeigten sich sehr signifikante Unterschiede zwischen den beiden Untersuchungsgruppen, aufgrund dessen langzeitarbeitslose Menschen ein viel höheres Risiko für diese beiden Bereiche aufweisen.

1. Einleitung

1.1 Arbeitslosigkeit und Erwerbstätigkeit

Die Arbeitslosenquote in Österreich steht in ständiger Veränderung. Während laut Daten des Arbeitsmarktservice Österreich (= AMS) (2017) die Arbeitslosigkeit bei Jugendlichen (unter 25 Jahren) und bei Arbeitslosen im Haupterwerbsalter im Vergleich zu den Vorjahren durchschnittlich sinkt, ist die Arbeitslosigkeit bei älteren Menschen (50 Jahre oder älter) gestiegen. Wenn man den internationalen Vergleich (Abb. 1) betrachtet kann man erkennen, dass die Arbeitslosigkeit auch in anderen europäischen Ländern weit verbreitet ist, besonders in Griechenland, Spanien und Italien.

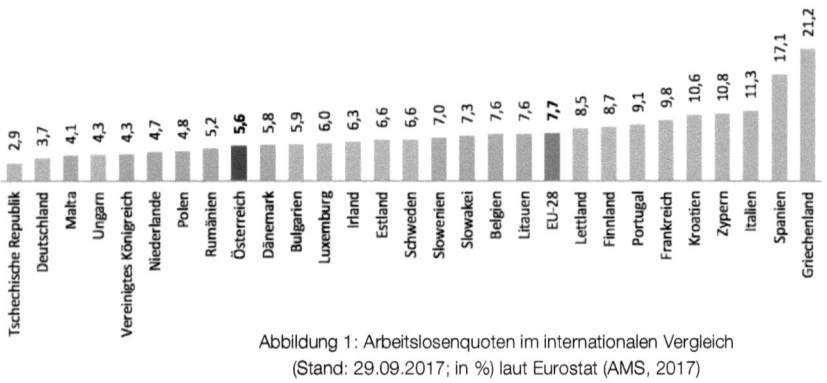

Abbildung 1: Arbeitslosenquoten im internationalen Vergleich
(Stand: 29.09.2017; in %) laut Eurostat (AMS, 2017)

Dabei ist allgemein bekannt, dass Arbeitslosigkeit weitreichende Folgen haben kann. Nach einer Auswertung gesundheitsbezogener Daten der deutschen Arbeitslosenstatistik liegen bei einem Drittel der Langzeitarbeitslosen gesundheitliche Probleme oder Behinderungen vor. (Hollederer, 2003) Langzeitarbeitslose sind laut dem AMS jene Menschen, die länger als 12 Monate als arbeitslos vermerkt sind. (Grieger, 2015) Bevor man sich die Forschungslage und -ergebnisse zu den Auswirkungen von Arbeitslosigkeit genauer anschaut, ist es zunächst für einen Vergleich beider Untersuchungsgruppen interessant, auch die Auswirkungen von Erwerbstätigkeit genauer zu betrachten. Denn laut mehreren Quellen, die auf den nächsten Seiten näher erläutert werden, führt auch eine erhöhte Arbeitsbelastung zu einer allgemeinen Verschlechterung des Gesundheitszustands.

Laut dem Robert-Koch-Institut (2011) des Bundesministeriums für Gesundheit stehen dem Ziel, dass qualifizierte Arbeitskräfte möglichst lange arbeiten können, arbeitsbedingte Gesundheitsrisiken entgegen. Die Belastungen am Arbeitsplatz resultieren aus sowohl körperlichen als auch aus geistigen Tätigkeiten. Vollzeiterwerbstätige fühlen sich laut einer Studie häufiger durch die Arbeit belastet als Teilzeiterwerbstätige, welche sich im Vergleich zu geringfügig Beschäftigten wiederum häufiger belastet fühlen. Daraus lässt sich schließen, dass höhere Arbeitszeiten auch zu höheren Belastungen führen. Während in dieser Studie nur die subjektive Wahrnehmung der Erwerbstätigen durch Befragungen erhoben wird, gibt es aber auch andere Statistiken, welche die Annahme, dass Erwerbstätigkeit die Gesundheit stark belasten kann, bestätigen:

Das Österreichische Institut für Wirtschaftsforschung (WIFO) hat im Auftrag der Arbeiterkammer im Bereich „Psychische Belastungen der Arbeit" geforscht. Sie sagen, dass Arbeitsbedingungen in einem direkten Zusammenhang mit der Gesundheit der Erwerbstätigen stehen. Die häufigsten Folgen von Arbeit sind psychische Belastungen (Stress, Depression oder Angstzustände), bedingt durch Zeitdruck und Überbeanspruchung, gefolgt von Herzkrankheiten, Kopfschmerzen, Infektionskrankheiten, Probleme mit der Lunge und Knochen-, Gelenks- oder Muskelprobleme. Des Weiteren kommen Arbeitsunfälle hinzu, die die Gesundheit ebenfalls belasten. Die Arbeitsbedingungen, die zu diesen Gesundheitsfolgen führen, sind eine Auswirkung der modernen Arbeitswelt: „Zunehmender Wettbewerb verbunden mit Flexibilisierung und Arbeits- und Einkommensunsicherheit führen zu erhöhter Arbeitsintensität, steigender Verantwortung und steigendem Zeitdruck und damit verbunden zunehmendem Stress." (Biffl et al., 2011, S. 10) Die moderne Arbeitswelt ist geprägt durch eine Wirtschaft, die sich zunehmend zu einem globalen Kapitalismus entwickelt, der unsere Lebens- und Arbeitsbedingungen stetig verändert. Burnout ist schon lang kein typisches Symptom mehr für Helfer- und Pflegeberufe, wie die Diplomsoziologin Helga Dill (2010) schreibt. In den Jahren 2000 - 2010 ist die Zahl der Arbeitsunfähigkeitstage aufgrund psychischer Erkrankungen um rund 40 Prozent gestiegen. Sowohl äußerliche (Organisationsform der Arbeit, Sicherung des Arbeitsplatzes etc.) als auch innerliche Faktoren (Arbeitsinhalt) spielen beim Auftreten dieser Erschöpfungssymptome eine große Rolle.

Die Auswirkungen langandauernder Arbeitslosigkeit wurden bereits 1933 in einer Studie namens „Die Arbeitslosen von Marienthal" untersucht. Schon damals ist man zu dem Ergebnis gekommen, dass Arbeitslosigkeit, im Fall der Arbeitslosen von Marienthal, zu Resignation, Apathie und Verzweiflung führen kann. Rund drei Viertel aller Marienthaler Familien hatten weder eine Arbeit noch daraus resultierend Geld, um die Familie zu ernähren. Dies diente der Sozialwissenschaftlerin Marie Jahoda und den Sozialwissenschaftlern Paul F. Lazarsfeld und Hans Zeisel (1933) als eine optimale Forschungsgrundlage. In einer Studie der GEDA 2010 wurden die Anteile der Erwerbstätigen, Arbeitslosen (< 12 Monate) und Langzeitarbeitslosen (> 12 Monate) an medizinischen Leistungen in den letzten 5 Jahren differenziert nach Geschlecht untersucht. Einen Gesundheits-Check-Up nahmen am meisten arbeitslose Männer und erwerbstätige Frauen in Anspruch. Bei der Krebsfrüherkennung und Zahn-Vorsorgeuntersuchung stehen sowohl die erwerbstätigen Männer als auch die erwerbstätigen Frauen an der Spitze. Dies könnte im Zusammenhang mit der finanziellen Lage von arbeitslosen Menschen stehen. Anders sieht es bei den Arztbesuchen aus: Diese nahmen mehr arbeitslose und langzeitarbeitslose Menschen als Erwerbstätige in Anspruch. Auch arbeitslose und langzeitarbeitslose Männer stehen bei Krankenhausaufenthalten an der Spitze. (Kroll, Müters & Lampert 2016) Auch nach Untersuchungen von Hollederer (2010) auf der Datenbasis des Mikrozensus 2005 weisen arbeitslose Menschen wesentlich höhere Krankenstände, vor allem mit zunehmenden Alter, im Vergleich zu Erwerbstätigen auf.

In dieser Bachelorarbeit werden ebenfalls die Auswirkungen von Arbeitslosigkeit auf die psychische Gesundheit untersucht und ein Vergleich zu erwerbstätigen Menschen hergestellt. Die zentrale Forschungsfrage dieser Arbeit lautet „Liegen Unterschiede in der psychischen Gesundheit bei langzeitarbeitslosen und erwerbstätigen Menschen vor?". Die drei Hauptbereiche, bei denen ein Unterschied zwischen Arbeitslosigkeit und Erwerbstätigkeit festgestellt werden soll, sind

1. Depression
2. Rauchverhalten
3. Alkoholkonsum.

Gemessen an diesen drei Hauptbereichen möchte ich in dieser Arbeit beweisen, dass es Unterschiede in der psychischen Gesundheit zwischen arbeitslosen und erwerbstätigen Menschen gibt. Meine Hypothesen lauten:

Hypothese 1: Langzeitarbeitslosigkeit erhöht das Risiko für eine Depression.
Hypothese 2: Erwerbstätigkeit erhöht das Risiko für eine Tabakabhängigkeit.
Hypothese 3: Langzeitarbeitslosigkeit erhöht das Risiko für einen Alkoholmissbrauch.

Es wird erwartet, dass die vorliegenden Hypothesen bestätigt werden. Langzeitarbeitslose sollen ein höheres Risiko für eine Depression und einen Alkoholmissbrauch als Erwerbstätige aufweisen. Im Gegenzug dazu sollen sich unter den Erwerbstätigen mehr Raucherinnen und Raucher befinden im Vergleich zu den Langzeitarbeitslosen. Die Hypothesen werden widerlegt, wenn es keine signifikanten Unterschiede zwischen den Erwerbstätigen und Langzeitarbeitslosen in einem Bereich gibt oder das Gegenteil der Hypothese, d.h. dass es zwar signifikante Unterschiede gibt, aber das Risiko für einen der drei Bereiche bei der anderen Untersuchungsgruppe höher ist, eintritt. Ob die Hypothesen nach meiner Studie verifiziert werden konnten wird in der Diskussion (siehe 4.) besprochen.

1.2 Depression

Als Depression bezeichnet man im Allgemeinen eine psychische Krankheit, bei der ein Symptomkomplex mit emotionalen, kognitiven und somatischen Zeichen vorliegt, durch den sowohl ein subjektiver Leidensdruck entsteht als auch Alltags- und Sozialfunktionen nicht mehr erfüllt werden können. Die Hauptsymptome einer Depression sind fast täglich anhaltende schlechte Stimmung (mindestens 2 Wochen lang), Verlust an Freude und Interesse, Antriebslosigkeit, Aktivitätseinschränkung, schnelle Ermüdbarkeit und Müdigkeit. (Mehler-Wex, 2008) Die Depression zählt nach ICD-10 zu den affektiven Störungen, welche durch eine Veränderung der Stimmung oder Affektivität zur Depression gekennzeichnet sind. Diese unterteilen sich wiederum in mehrere Schlüssel. Depression wird unter dem Schlüssel F32 „depressive Episode" geführt. (Bundesministerium für Gesundheit und Frauen, 2017)

Laut der World Health Organization (= WHO) (2017) leiden weltweit über 300 Millionen Menschen an Depressionen. Frauen sind hierbei häufiger betroffen als Männer. Die Folgen davon sind weitreichend und können bis zum Selbstmord führen. Depressionen resultieren oft aus einer Kombination von verschiedenen sozialen, psychologischen und biologischen Faktoren. Es ist bewiesen, dass Menschen, die durch lebensbedrohliche Ereignisse gegangen sind, leichter an einer Depression leiden. Arbeitslosigkeit stellt, wie ein Trauma oder Trauerfall, auch ein solches Ereignis dar und kann dadurch einen Mitfaktor für die Beeinträchtigung der Gesundheit darstellen. Eine Depression hat sowohl Auswirkungen auf die psychische als auch physische Gesundheit (z.B. Herz-Kreislauf-Erkrankungen).

Ob ein Mensch an einer Depression leidet, kann mit Hilfe eines Fragebogens oder Differentialdiagnostik festgestellt werden. Das „Beck-Depressions-Inventar Revision" (BDI-II; Beck, Steer & Brown, 2009) ist ein psychologischer Test, der nicht nur diagnostiziert, ob ein Mensch an einer depressiven Störung leidet, sondern auch den Schweregrad der Depression feststellen kann. Es ist ein Fragebogen mit 21 Gruppen von Aussagen mit je 4 Antwortmöglichkeiten, welche typische Depressionssymptome beschreiben. Die Probandinnen und Probanden sollen dabei die Fragen nach ihrer Stimmungslage der letzten zwei Wochen vor dem Test beantworten. Bei der Auswertung werden diese miteinander addiert. Der Summenwert gibt eine Auskunft über die Depression. (Petermann & Wintjen, 2010)

1.3 Rauchverhalten

Die meisten Todesfälle bei Krebserkrankungen werden durch Lungenkrebs verursacht. Dass der Zigarettenkonsum in Zusammenhang mit Lungenkrebs und weiteren gesundheitlichen Folgen steht, wurde bereits in zahlreichen Studien bewiesen. Nach der Studie des Robert-Koch-Instituts (2017) „Krebs in Deutschland für 2013/2014" sind bei den Männern bis zu neun von zehn, bei Frauen mindestens sechs von zehn Lungenkrebserkrankungen auf aktives Tabakrauchen zurückzuführen. Passivrauch steigert ebenso die Chancen für eine Erkrankung. Des Weiteren ist das Rauchen eines der stärksten Risikofaktoren für Herz-Kreislauf-Erkrankungen, insbesondere Herzinfarkt und Herzgefäßerkrankungen. (Berry et al., 2012)

Die Abhängigkeit von Zigaretten ist zum Großteil durch das Nikotin, das in Tabakblättern vorkommt, bedingt. Beim Zigarettenkonsum bindet sich das Nikotin an den Acetylcholin-Rezeptoren in autonomen Ganglien, im Nebennierenmark, an neuromuskulären Überleitungen und im Gehirn. Nikotin überschreitet leicht die Blut-Hirn-Schranke, das ist eine Abgrenzung, die das Gehirn vor Krankheitserregern, Toxinen und bestimmten Botenstoffe schützt. Bei der Bindung des Nikotins an den Rezeptoren werden Neurotransmitter ausgeschüttet, deren Wirkung verschieden sein kann. Die meisten Raucherinnen und Raucher sagen, dass Zigaretten, abhängig von der Tageszeit, sowohl entspannend als auch positiv auf die Aufmerksamkeit und Konzentration wirkt und ihnen beim Stressabbau hilft. (Kunze, Schoberberg, 2013)

Mittels eines Fagerström-Tests (Fagerström, 2012) lässt sich, ähnlich des BDI-II, der Grad der Abhängigkeit von Zigaretten feststellen. Er eignet sich aufgrund der Kürze sehr gut für eine schnelle Bestimmung der Abhängigkeit und ist international anerkannt, da er eine hohe Zuverlässigkeit und Gültigkeit besitzt. Das frühmorgendliche Rauchen, das Konsumieren von zehn Zigaretten am Tag und mehrere, nicht erfolgreiche Abstinenzversuche der Vergangenheit zählen zu den wichtigsten Indikatoren für den Grad der Abhängigkeit beim Fagerström-Test. (Geue, Strauß & Brähler, 2016) Zusätzlich gibt es sechs Kriterien, an denen man die Sucht nach einer Substanz, unter anderem auch eine Alkoholsucht, die im nächsten Punkt genauer behandelt wird, erkennt. Diese sind ein starker Wunsch nach der Substanz, ein Kontrollverlust, eine Abstinenzunfähigkeit, d.h. dass man trotz Folgeschäden und Sucht weiterraucht, die Toleranzentwicklung, d.h. dass man eine immer höhere Dosis benötigt, die Entzugserscheinungen und ein sozialer Rückzug, falls das soziale Umfeld den Konsum nicht akzeptiert. (Süddeutsche Zeitung, 2013)

1.4 Alkoholkonsum

Alkohol ist weltweit die dritthäufigste Ursache für Erkrankungen, obwohl nur die Hälfte der Weltbevölkerung Alkohol konsumiert. Aus diesem Grund ist Alkoholkonsum ein wichtiges gesundheitspolitisches Thema. (Bundesministerium für Frauen und Gesundheit, 2017) Österreich liegt laut einer Studie der WHO (2017) zum Alkoholkonsum mit 10,6 Litern reinem Alkohol pro Kopf und Jahr auf Platz 35. Auf Europa bezogen liegt dies im Mittelfeld. Litauen steht mit 18,2 Litern Alkohol auf Nummer Eins.

Alkohol gelangt über die Mundschleimhaut, Schleimhaut der Speiseröhre, Magenschleimhaut und über den Darm in das Blut. Sobald der Alkohol ins Blut gelangt ist, verteilt er sich schnell und gleichmäßig auf viele Organe. Zu hoher Alkoholkonsum kann hier zu einer Schädigung führen. Das Bundesministerium für Frauen und Gesundheit Österreich (2017) hat acht gesundheitsschädigende Wirkmechanismen der chronischen Alkoholzufuhr zusammengefasst: Dadurch, dass Alkohol in der Leber abgebaut wird, verursacht dieser hier eine Fettleber und Leberentzündung, welche in Leberzirrhose und Leberkrebs enden kann. Auch die Schleimhäute werden durch den Alkohol gereizt. Durch die Wirkung von Alkohol auf das endokrine System kann die Hormonausschüttung verändert werden, woraus Diabetes mellitus Typ II, Arteriosklerose, Übergewicht, Gicht, Neuropathie, Zyklusstörungen und Störungen des Sexualtriebes folgen können. Auch die Entstehung verschiedenster Krebsformen kann durch Alkohol begünstigt werden. Des Weiteren kann Alkohol das Immunsystem schwächen, das Nervensystem schädigen sowie Herzmuskelerkrankungen und Muskel- oder Knochenschwund verursachen. Neben den physischen Auswirkungen treten auch psychische Auswirkungen auf.

Ein Alkoholmissbrauch kann mit dem Alcohol Use Disorders Identification Test (AUDIT) nachgewiesen werden. Dieser ähnelt dem BDI-II und Fagerström-Test. Bei diesem Test wird aber nur ermittelt, ob ein Missbrauch vorliegt und nicht welcher Grad des Missbrauchs. (Bohn, Babor & Kranzler, 1995)

2. Material und Methoden

Um die Unterschiede in der psychischen Gesundheit bei Arbeitslosen und Erwerbstätigen herauszufinden, wurden die Probandinnen und Probanden mittels eines sechsseitigen Fragebogens, der in vier Hauptkategorien (siehe 2.2) aufgeteilt ist, befragt.

2.1 Untersuchungsgruppen

Um eine repräsentative Stichprobe zu erhalten, wurden erwerbstätige und arbeitslose Menschen im Alter von 31 bis 50 Jahren befragt. Für die Studie kamen von den arbeitslosen Menschen nur jene Personen in Betracht, die als langzeitarbeitslos (> 12 Monate) gelten. Die Probandinnen und Probanden wurden in zwei Altersgruppen eingeteilt. In Altersgruppe 1 befinden sich Personen im Alter von 31 - 40 Jahren, in Altersgruppe 2 Personen im Alter von 41 - 50 Jahren. Befragt wurden sie in einem Zeitraum von 1½ Monaten (November und Dezember 2017).

Die Daten der arbeitslosen Menschen konnten mit freundlicher Unterstützung des Burgenländischen Schulungszentrum Neutal (= BUZ) erhoben werden. Das BUZ ist ein Bildungsanbieter für das AMS, in dem langzeitarbeitslosen Menschen die Möglichkeit für Einstiegshilfen, Berufsausbildungen und Weiterbildungskursen gegeben wird. Aus diesem Grund findet man hier auch langzeitarbeitslose Menschen verschiedensten Alters und Berufe. Die Probandinnen und Probanden für diese Untersuchung stammen ausschließlich aus dem BUZ. Die Personengruppe der erwerbstätigen Menschen wurde aus einem weit breiteren Spektrum ausgewählt. Folgende Probandinnen und Probanden waren sowohl unbekannte, zufällig ausgewählte Menschen, als auch Menschen aus meinem Bekannten-, Freundes und Familienkreis. Die Personen sind an öffentlichen Plätzen (Meidlinger Hauptstraße Wien, HATRIC Einkaufspark Hartberg und im Einkaufszentrum Oberwart) befragt worden. Die Befragung war stets anonym.

2.2 Aufbau des Fragebogens

Kategorie 1: Allgemeine Informationen

In dieser Kategorie werden grundlegende Informationen der Probandinnen und Probanden wie Geschlecht, Alter und ob sie erwerbstätig oder arbeitslos sind erhoben. Gleichzeitig werden auch Daten wie Beruf, Dauer der Erwerbstätigkeit oder Arbeitslosigkeit etc. für etwaige spätere Rückschlüsse abgefragt.

Kategorie 2: Stimmungslage

Ob die Probandin oder der Proband an einer Depression leidet und falls zutreffend, welche Art von Depression diese oder dieser hat, wird in dieser Studie mittels des BDI-II (Beck, Steer & Brown, 2009) ermittelt. Die bereits in der Einleitung erwähnten Gruppen des Tests werden in der folgenden Tabelle (Tab. 1) dargelegt.

1) Traurigkeit	12) Interesselosigkeit
2) Pessimismus	13) Entschlussfähigkeit
3) Frühere Misserfolge	14) Wertlosigkeit
4) Verlust von Freude	15) Verlust an Energie
5) Schuldgefühle	16) Schlafstörungen
6) Gefühle, bestraft zu werden	17) Reizbarkeit
7) Abneigung gegen sich selbst	18) Veränderung des Appetits
8) Selbstvorwürfe	19) Konzentrationsschwierigkeiten
9) Selbstmordgedanken	20) Müdigkeit
10) Weinen	21) Verlust des Interesses an Sex
11) Unruhe	

Tabelle 1: Gruppen des Beck-Depressions-Inventar Revision (BDI-II)

Jede Aussage der Probandinnen und Probanden bei diesem Test hat einen zuvor festgelegten Wert. Die Werte der einzelnen Aussagen werden nach der Befragung addiert und mit vorgegebenen Cut-off Werten (Tab. 2) verglichen. (Petermann & Wintjen, 2010)

0 - 13 Punkte	Keine Depression bzw. klinisch unauffällig oder remittiert
14 - 19 Punkte	Leichte Depression
20 - 28 Punkte	Mittlere Depression
29 - 63 Punkte	Schwere Depression

Tabelle 2: Cut-off Werte des Beck-Depressions-Inventar Revision (BDI-II)

Kategorie 3: Rauchverhalten

Zu Beginn wird erhoben, ob die Probandin oder der Proband raucht und falls zutreffend, ob sie oder er ein/e gelegentliche/r oder ein/e regelmäßige/r Raucherin oder Raucher ist. Liegt ein regelmäßiger Zigarettenkonsum vor, so wird das Rauchverhalten der Probandin oder des Probanden mittels des Fagerström-Test (Fagerström, 2012) erhoben. Vom System ähnelt dieser dem BDI-II, jedoch gibt es statt Gruppen von Aussagen sechs Fragen (Tab. 3).

1) Wann nach dem Aufstehen rauchen Sie Ihre erste Zigarette?

2) Finden Sie es schwierig, an Orten, wo das Rauchen verboten ist, das Rauchen zu unterlassen?

3) Auf welche Zigarette würden Sie nicht verzichten wollen?

4) Wie viele Zigaretten rauchen Sie im Allgemeinen pro Tag?

5) Rauchen Sie am Morgen im Allgemeinen mehr als am Rest des Tages?

6) Kommt es vor, dass Sie rauchen, wenn Sie krank sind und tagsüber im Bett bleiben müssen?

Tabelle 3: Fragen des Fagerström-Tests

Für den Fagerström-Test gelten die auf der nächsten Seite (Tab. 4) dargestellten Cut-off Werte. (Geue, Strauß & Brähler, 2016)

0 - 2 Punkte	Geringe Abhängigkeit
3 - 5 Punkte	Mittlere Abhängigkeit
6 - 10 Punkte	Starke bis sehr starke Abhängigkeit

Tabelle 4: Cut-off Werte des Fagerström-Tests

Kategorie 4: Alkoholkonsum

Die letzte Kategorie wird mittels des Alcohol Use Disorders Identification Test (AUDIT) erhoben. Für die Studie dieser Arbeit gibt der Test eine Auskunft darüber, ob ein Alkoholmissbrauch vorliegt. Der AUDIT besteht aus 10 Fragen (Tab. 5).

1) Wie oft nehmen Sie ein alkoholisches Getränk zu sich?
2) Wenn Sie alkoholische Getränke zu sich nehmen, wie viel trinken Sie dann typischerweise an einem Tag?
3) Wie oft trinken Sie 6 oder mehr Gläser Alkohol bei einer Gelegenheit?
4) Wie oft haben Sie in den letzten 12 Monaten erlebt, dass Sie nicht mehr mit dem Trinken aufhören konnten, nachdem Sie einmal begonnen hatten?
5) Wie oft passierte es in den letzten 12 Monaten, dass Sie wegen des Trinkens Erwartungen, die man in der Familie, im Freundeskreis und im Berufsleben an Sie hatte, nicht mehr erfüllen konnten?
6) Wie oft brauchten Sie während der letzten 12 Monate am Morgen ein alkoholisches Getränk, um sich nach einem Abend mit viel Alkoholgenuss wieder fit zu fühlen?
7) Wie oft hatten Sie während der letzten 12 Monate wegen Ihrer Trinkgewohnheiten Schuldgefühle oder Gewissensbisse?
8) Wie oft haben Sie sich während der letzten 12 Monate nicht mehr an den vorangegangenen Abend erinnern können, weil Sie getrunken hatten?
9) Haben Sie sich oder eine andere Person unter Alkoholeinfluss schon einmal verletzt?
10) Hat ein Verwandter, Freund oder auch ein Arzt schon einmal Bedenken wegen Ihres Trinkverhaltens geäußert oder vorgeschlagen, dass Sie Ihren Alkoholkonsum einschränken?

Tabelle 5: Fragen des AUDIT

Für den AUDIT gilt, dass bei insgesamt acht Punkten und mehr wahrscheinlich ein Alkoholmissbrauch vorliegt. (Bohn, Babor & Kranzler, 1995) Eine Vorlage des Fragebogens, der im Oktober und November 2017 mit Hilfe der verschiedenen Testverfahren für die Studie dieser Arbeit entwickelt worden ist, befindet sich im Anhang.

2.3 Datenauswertung

Nach der Befragung wurden die Daten in Microsoft Excel übertragen und im Anschluss mit Hilfe von IBM SPSS Statistics analysiert. Es wurde sowohl eine deskriptive Statistik erstellt als auch ein Zweistichproben-t-Test für zwei unabhängige Stichproben durchgeführt, um signifikante Unterschiede nachweisen zu können.

Für eine Auswertung der Daten wurden die Informationen der Befragten in Microsoft Excel codiert. Insgesamt gab es in Microsoft Excel acht Spalten (Erwerbstätigkeit, Geschlecht, Altersgruppe, Alter, Depression, Rauchverhalten, Alkoholmissbrauch, Dauer der Arbeitslosigkeit). Erwerbstätige Menschen wurden mit dem Wert 1, arbeitslose Menschen mit dem Wert 0 codiert. Probanden hatten den Wert 1, Probandinnen den Wert 2. Das Alter wurde nicht direkt codiert, sondern das tatsächliche Alter direkt in den Spalten vermerkt. Da die Befragten aber in 2 Altersgruppen eingeteilt worden sind, erhielt Altersgruppe 1 (31 - 40 Jahre) den Wert 1, Altersgruppe 2 (41 - 50 Jahre) den Wert 2. Die Depression gliedert sich in Wert 0 für keine Depression, Wert 1 für eine leichte Depression, Wert 2 für eine mittlere Depression und Wert 3 für eine schwere Depression. Die Werte des Rauchverhaltens wurden ähnlich der Depression vergeben: Nichtrauchen erhielt den Wert 0, eine geringe Abhängigkeit den Wert 1, eine mittlere Abhängigkeit den Wert 2 und eine starke bis sehr starke Abhängigkeit den Wert 3. War ein Alkoholmissbrauch vorhanden, so erhielten die Personen den Wert 1, bei keinem Alkoholmissbrauch den Wert 0. Bei der Dauer der Arbeitslosigkeit erhielten die erwerbstätigen Menschen den Wert 0, arbeitslose Menschen, welche mindestens 1 Jahr bis maximal 5 Jahre arbeitslos sind, den Wert 1 und jene, welche mindestens 6 Jahre arbeitslos sind, den Wert 2.

Mit Hilfe der t-Tests wurden p-Werte berechnet, welche die Irrtumswahrscheinlichkeit angeben. Es gibt hier verschiedene Signifikanzniveaus: Ist p > 0,05, so liegt „kein signifikanter" Unterschied vor. Wenn p ≤ 0,05 ist, spricht man von einem „signifikanten" Unterschied, d.h. die Irrtumswahrscheinlichkeit ist kleiner als 5%. Bei p ≤ 0,01 ist der Unterschied „sehr signifikant" (Irrrtumswahrscheinlichkeit ist kleiner als 1 %) und bei p ≤ 0,001 ist der Unterschied „höchst signifikant" (Irrtumswahrscheinlichkeit ist kleiner als 1 ‰). (Bortz & Döring, 2006)

3. Ergebnisse

3.1 Allgemeine Informationen

Von 82 befragten Personen wurden insgesamt 38 erwerbstätige und 44 arbeitslose Menschen befragt. Aus der folgenden Tabelle (Tab. 6) lassen sich die allgemeinen Informationen der Befragten entnehmen:

	Anzahl Männer	Anzahl Frauen	Alter in Jahre (Altersgruppe 1)	Alter in Jahre (Altersgruppe 2)
Erwerbstätige Menschen (n = 38)	15	23	n = 21 $\bar{x}$ = 35,4 σ = 2,7 min = 32 max = 39	n = 17 $\bar{x}$ = 44,8 σ = 2,5 min = 41 max = 49
Arbeitslose Menschen (n = 44)	17	27	n = 23 $\bar{x}$ = 35,8 σ = 2,2 min = 31 max = 39	n = 21 $\bar{x}$ = 44,8 σ = 2,5 min = 42 max = 49

Tabelle 6: Allgemeine Informationen

In der Gruppe der Arbeitslosigkeit befanden sich 26 Personen, die mindestens 1 bis maximal 5 Jahre arbeitslos sind, und 18 Personen, die mindestens 6 Jahre arbeitslos sind.

3.2 Depression

Nach der Auswertung mit Hilfe des BDI-II hatten insgesamt 11 aller 82 befragten Personen eine Depression. Von diesen Personen können 4 der Gruppe Erwerbstätigkeit (n = 38) und 7 der Gruppe Arbeitslosigkeit (n = 44) zugeordnet werden. Der Mittelwert der Art der Depression, also keine, leichte, mittlere oder schwere Depression, beträgt unter allen befragten Erwerbstätigen 0,18 mit einer Standardabweichung von 0,56. Zählt man nur die Personen, die eine Depression hatten, beträgt der Mittelwert 1,75. Der Mittelwert unter allen befragten arbeitslosen Menschen beträgt 0,27 mit einer Standardabweichung von 0,72. Zählt man hier nur jene, die eine Depression hatten, beträgt dieser 1,71. Unter den erwerbstätigen Menschen mit einer Depression (n =4) hatten 1 Mann und 3 Frauen, unter den arbeitslosen Menschen mit einer Depression (n = 7) 5 Männer und 2 Frauen eine Depression. Im folgenden Diagramm (Abb. 2) lassen sich genauere Angaben zur Art der Depression finden:

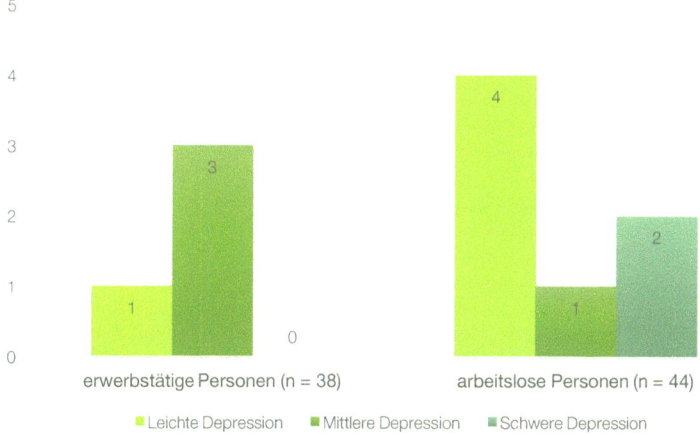

Abbildung 2: Art der Depression der befragten erwerbstätigen und arbeitslosen Personen
(**Autor**, 2018)

Bei der Depression lässt sich nach der Auswertung mittels des t-Tests zwischen den erwerbstätigen und arbeitslosen Menschen kein signifikanter Unterschied ($t(80) = 0,609$; $p = 0,537$; $p > 0,05$) feststellen. Auch zwischen den Geschlechtern und bei der Dauer der Arbeitslosigkeit liegen keine signifikanten Unterschiede vor.

Den einzigen signifikanten Unterschied im Zuge der Depressionsbefragung gibt es zwischen den beiden Altersgruppen (t(80) = -2,517; p = 0,014, p ≤ 0,05). In der Altersgruppe 1 zeigten eine erwerbstätige Person und 2 arbeitslose Personen eine Depression ($\bar{x}$ = 0,07, σ = 0,26). In der Altersgruppe 2 hatten 3 erwerbstätige Personen und 5 arbeitslose Personen eine Depression ($\bar{x}$ = 0,42, σ = 0,89).

3.3 Rauchverhalten

Nach dem Fagerström-Test befanden sich unter allen befragten Personen 50 Nichtraucherinnen und Nichtraucher und 32 Raucherinnen und Raucher. In den folgenden Diagrammen (Abb. 3 & 4) ist eine genauere Aufteilung in Prozent bei den beiden Hauptuntersuchungsgruppen zu sehen:

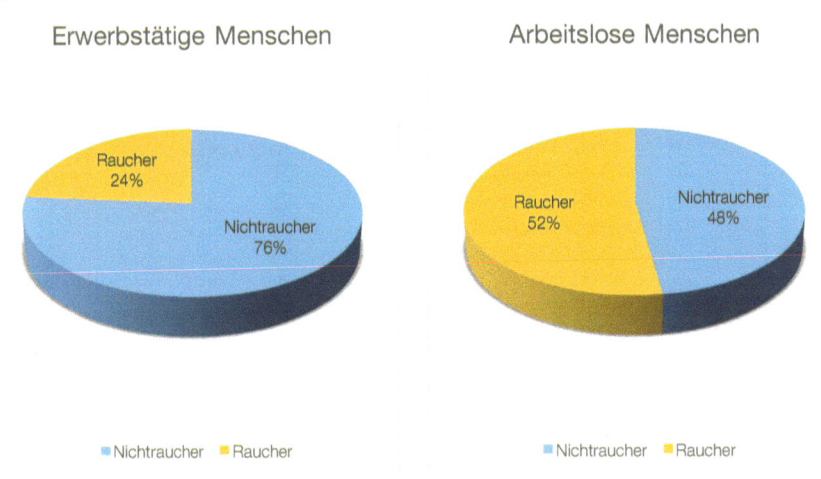

Abbildung 3: RaucherInnen und NichtraucherInnen unter den erwerbstätigen Menschen in Prozentangabe (**Autor**, 2018)

Abbildung 4: RaucherInnen und NichtraucherInnen unter den arbeitslosen Menschen in Prozentangabe (**Autor**, 2018)

Der Mittelwert des Rauchverhaltens unter den erwerbstätigen Menschen beträgt 0,37 mit einer Standardabweichung von 0,75, jener unter den arbeitslosen Menschen beträgt 1,16 mit einer Standardabweichung von 1,23. Bei den erwerbstätigen Menschen (n = 38) gab es 4 Raucher und 5 Raucherinnen (n = 9), bei den arbeitslosen Menschen (n = 44) 7 Raucher und 16 Raucherinnen. (n = 23)

Unter den erwerbstätigen Raucherinnen und Rauchern (n = 9) hatten 5 Personen eine geringe Abhängigkeit und 3 Personen eine mittlere Abhängigkeit. Eine starke bis sehr starke Abhängigkeit war nur bei einer Person festzustellen. Unter den arbeitslosen Raucherinnen und Rauchern (n = 23) war bei 4 Personen eine geringe Abhängigkeit, bei 10 Personen eine mittlere Abhängigkeit und bei 9 Personen eine starke bis sehr starke Abhängigkeit festzustellen. Der Mittelwert der Personen, die mindestens 1 Jahr bis maximal 5 Jahre arbeitslos sind, beträgt 1,42 mit einer Standardabweichung von 1,20. In dieser Gruppe gab es 18 Raucherinnen und Raucher. Der Mittelwert der Personen, die mindestens 6 Jahre arbeitslos sind, beträgt 0,78 mit einer Standardabweichung von 1,21. In dieser Gruppe gab es 6 Raucherinnen und Raucher. Die erwerbstätigen und arbeitslosen Menschen unterscheiden sich sehr signifikant (t(80) = 3,429; p = 0,01; p ≤ 0,01) im Rauchverhalten. Bei einer engeren Betrachtung der Geschlechter, Altersgruppen und Dauer der Arbeitslosigkeit liegen keine weiteren signifikanten Unterschiede vor.

3.4 Alkoholkonsum

Von den 82 Probandinnen und Probanden liegt insgesamt bei 20 Personen ein Alkoholmissbrauch vor ($\bar{x}$ = 0,24, σ = 0,43). Aus dem folgenden Diagramm (Abb. 5) kann man die Zahl der betroffenen Person, unterschieden nach Erwerbstätigkeit und Arbeitslosigkeit, entnehmen:

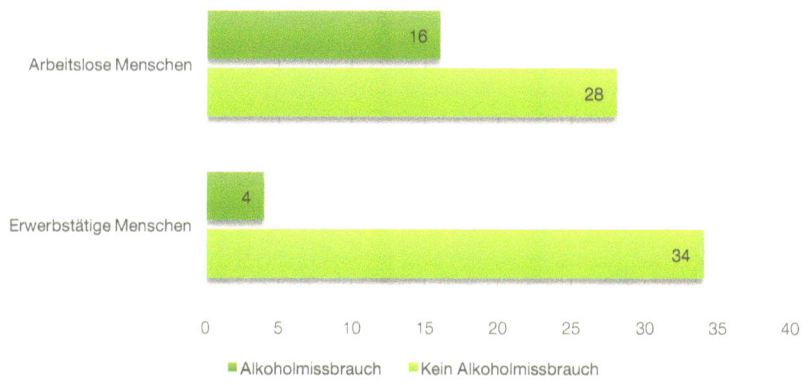

Abbildung 5: Zahl der arbeitslosen und erwerbstätigen Personen mit und ohne Alkoholmissbrauch (**Autor**, 2018)

Der Mittelwert der erwerbstätigen Menschen (n = 38) liegt bei 0,11 mit einer Standardabweichung von 0,31, jener der arbeitslosen Menschen (n = 44) bei 0,36 mit einer Standardabweichung von 0,49. Die erwerbstätigen und arbeitslosen Menschen unterscheiden sich sehr signifikant in Bezug auf den Alkoholmissbrauch voneinander (t(80) = 2,813; p = 0,006, p $\leqslant$ 0,01).

Unter den erwerbstätigen Menschen mit einem Alkoholmissbrauch (n = 4) gab es 3 Männern und eine Frau, unter den arbeitslosen Menschen mit einem Alkoholmissbrauch (n = 16) 7 Männern und 9 Frauen. Der Mittelwert der Personen, die mindestens 1 Jahr bis maximal 5 Jahre arbeitslos sind, beträgt 0,35 mit einer Standardabweichung von 0,49. In dieser Gruppe (n = 26) lag bei 9 Personen ein Alkoholmissbrauch vor. Der Mittelwert der Personen, die mindestens 6 Jahre arbeitslos sind, beträgt 0,39 mit einer Standardabweichung von 0,50. In dieser Gruppe (n = 18) gab es 7 Personen, bei denen ein Alkoholmissbrauch vorlag. Betrachtet man die Altersgruppen, so lag in der Altersgruppe 1 bei einem erwerbstätigen und 6 arbeitslosen Menschen ein Alkoholmissbrauch vor ($\bar{x}$ = 0,16, σ = 0,37), in der Altersgruppe 2 bei 3 erwerbstätigen und bei 10 arbeitslosen Menschen ($\bar{x}$ = 0,34, σ = 0,48). Wie beim Rauchverhalten liegen hier bei einer engeren Betrachtung der Geschlechter, Altersgruppen und Dauer der Arbeitslosigkeit ebenfalls keine weiteren signifikanten Unterschiede vor.

4. Diskussion

Um die Forschungsfrage „Liegen Unterschiede in der psychischen Gesundheit bei langzeitarbeitslosen und erwerbstätigen Menschen vor?" beantworten zu können und zu beweisen, dass Unterschiede zwischen den beiden Gruppen vorliegen, wurden zu Beginn der Arbeit diese drei Hypothesen aufgestellt:

Hypothese 1: Langzeitarbeitslosigkeit erhöht das Risiko für eine Depression.

Hypothese 2: Erwerbstätigkeit erhöht das Risiko für eine Tabakabhängigkeit.

Hypothese 3: Langzeitarbeitslosigkeit erhöht das Risiko für einen Alkoholmissbrauch.

Wie man an den Ergebnissen zur Depression erkennen konnte, liegt in diesem Bereich zwischen den erwerbstätigen und arbeitslosen Menschen kein signifikanter Unterschied vor. Auch wenn dadurch die Hypothese 1, dass durch Langzeitarbeitslosigkeit ein höheres Risiko für eine Depression gegeben ist, nicht bestätigt werden kann, erkennt man anhand der Abbildung 1 und den Mittelwerten leichte Unterschiede in der Art der Depression. Betrachtet man nur die Mittelwerte der Personen, die eine Depression hatten (erwerbstätige Menschen: $\bar{x} = 1{,}75$, arbeitslose Menschen: $\bar{x} = 1{,}71$), so bewegen sich diese im Bereich zwischen einer leichten und mittleren Depression mit einer Tendenz zur mittleren Depression. Der Grund dafür, dass die Hypothese 1 verworfen wird, lässt sich nur vermuten. Es könnte aber daran liegen, dass die Stichprobe mit insgesamt 11 depressiven Personen für einen solchen Test zu klein war und so kein signifikanter Unterschied festgestellt werden konnte. Hätte man depressive Menschen im drei- bis vierstelligen Bereich für die Studie zur Verfügung gehabt, wären eventuell größere Unterschiede erkennbar gewesen, denn laut den GEDA-Studien aus den Jahren 2010 und 2012 besteht ein deutlicher Zusammenhang zwischen Arbeitslosigkeit und ärztlich diagnostizierten Depressionen. Mit zunehmender Dauer der Arbeitslosigkeit steigt auch das Risiko für eine Depression, wonach Langzeitarbeitslose im Vergleich zu Erwerbstätigen ein deutlich höheres Risiko (bei Männer 3,2fach, bei Frauen 1,9fach) für eine Depression als Erwerbstätige haben. (Kroll, Müters & Lampert 2016) Es ist durchaus interessant, dass der einzige signifikante Unterschied in diesem Bereich zwischen den beiden Altersgruppen festgestellt werden konnte. Insgesamt betrachtet, also nicht unterschieden nach Erwerbstätigkeit und Arbeitslosigkeit, hatten mehr Personen im Alter von 41 - 50 Jahren eine Depression als Personen im Alter von 31 - 40 Jahren.

Daraus lässt sich die Hypothese aufstellen, dass bei älteren Menschen ein erhöhtes Risiko für eine Depression vorliegt. Dies bestätigen auch andere Quellen: Neben Demenzerkrankungen gehören laut dem Bundesgesundheitsblatt leichte und mittlere Depressionen zu den häufigsten psychischen Krankheiten im Alter. Die Gründe dafür sind oft somatische Beschwerden oder Klagen (Stoppe, 2008). Dass speziell Arbeitslosigkeit als ein wichtiger Faktor für die zunehmende Depression mit dem Alter wirkt, kann durch die nicht vorhandenen Unterschiede zur Erwerbstätigkeit bei dieser Studie ausgeschlossen werden. Des Weiteren sind die Geschlechterunterschiede erwähnenswert. Es liegt zwar zwischen Männern und Frauen kein wissenschaftlich signifikanter Unterschied vor, es gab aber unter den arbeitslosen Befragten mehr Männer mit einer Depression als Frauen. Das liegt vielleicht daran, dass Männer mit Niederlagen weniger gut umgehen können als Frauen. Und als Niederlage betrachten wahrscheinlich die meisten Männer den Jobverlust, gerade in unserer heutigen Zeit der materiellen Wertung, wo der Job auch eine Art Statussymbol wiederspiegelt. Außerdem sehen sie sich nach den alten Rollenbildern als Ernährer der Familie, wenn da der finanzielle Aspekt nicht mehr stimmt, müssen sie nicht nur für sich selbst Einsparungen in Kauf nehmen, sondern auch der Familie gegenüber Rechenschaft ablegen. Frauen hingegen könnten die erste Zeit der Arbeitslosigkeit als angenehme Ruhephase sehen, die sie sich durch oftmals Doppel-, oder Dreifachbelastung durch Familie verdient haben. Die Vermutung liegt nahe, dass sie in die alte Rolle als Hausfrau und Mutter schlüpfen und dahingehend ausgelastet sind. Etwas anders könne es da bei alleinstehenden Frauen aussehen, welche auch dadurch zu Depressionen neigen könnten, da ihnen ihre Arbeit Halt, Freundschaft und Anerkennung gab.

In der Studie zum Rauchverhalten gab es mit rund einem Drittel Raucherinnen und Raucher und zwei Drittel Nichtraucherinnen und Nichtraucher ein recht repräsentatives Ergebnis, das laut dem Bundesministerium für Gesundheit (2008) dem österreichischen Durchschnitt der Rauchenden (ca. 38 %) entspricht. Es hat sich mit einem sehr signifikanten Unterschied gezeigt, dass mehr langzeitarbeitslose als erwerbstätige Menschen rauchen. Dieser Unterschied lässt sich auch ohne t-Test deutlich aus der Abbildung 3 und 4 entnehmen, in welchen mehr als die Hälfte der arbeitslosen Menschen Raucherinnen und Raucher sind. Aus diesem Grund ist die Hypothese, dass Erwerbstätigkeit das Risiko für eine Tabakabhängigkeit erhöht, falsch.

Denn durch das eindeutige Ergebnis kann davon ausgegangen werden, dass Arbeitslosigkeit das Risiko für eine Tabakabhängigkeit erhöht. Die Gründe dafür können vielfältig sein: Während zwar Menschen, die erwerbstätig sind und dadurch viel Stress haben können, wahrscheinlich auch für den Stressabbau, der in der Einleitung beschrieben wurde, vermehrt zu einer Zigarette greifen, sind arbeitslose Menschen doch diejenigen, welche ihre Gesundheit durch das Rauchen mehr gefährden: Denn laut dem IGES Institut (2014) sind besonders arbeitslose Menschen in Deutschland von chronischem Stress belastet, oft weit häufiger als leitende Angestellte und Beamte. Ein weiterer Grund für den erhöhten Tabakkonsum könnte auch darin liegen, dass arbeitslose Menschen mehr Freizeit und somit mehr Zeit für das Rauchen haben. Erwerbstätige Menschen haben oft nur eine geringe Anzahl an Raucherpausen, wodurch der Grad der Abhängigkeit vermindert sein könnte.

Die Hypothese „Langzeitarbeitslosigkeit erhöht das Risiko für einen Alkoholmissbrauch" konnte mit einem sehr signifikanten Unterschied bewiesen werden. Der Anteil der arbeitslosen Alkoholiker ist um ein Vielfaches höher als jener der Erwerbstätigen. Aus zwei empirischen Untersuchungen, die sich im Bereich der Arbeitslosigkeit und Alkoholabhängigkeit bewegen, konnte Dieter Henkel (1992) belegen, dass der Arbeitslosigkeit die Bedeutung einer stark alkoholismusfördernden Lebenslage zukommt. In diesen Studien wurden Personen, bei denen schon vor Beginn der Arbeitslosigkeit eine Alkoholabhängigkeit bestanden hatte, untersucht. Im Zuge der Arbeitslosigkeit hat sich die Alkoholabhängigkeit in ihren Formen und Schweregraden erheblich intensiviert. Nach Kroll, Müters & Lampert (2016) konnte in einem Review mit über 130 Studien aus den Jahren 1990 - 2010 gezeigt werden, dass Arbeitslose häufiger riskant viel Alkohol trinken und häufiger alkoholabhängig sind als Erwerbstätige. Des Weiteren ist auch ein signifikant erhöhter Konsum von verschreibungspflichtigen und nicht verschreibungspflichtigen Medikamenten festzustellen. Die Alkoholprobleme entwickeln bzw. intensivieren sich als Folge der arbeitslosigkeitbedingten Belastungen wie finanzieller Stress, Selbstwertverletzungen, Depressivität, Schlafstörungen, aber auch Zukunftsuntersicherheit, soziale Stigmatisierung und Verlust der Zeitstrukturierung. (Kieselbach, 2016)

Zusammengefasst konnte zwar nur eine Hypothese durch die empirische Untersuchung verifiziert werden, jedoch ist diese Studie trotzdem sehr gelungen. Beim Rauchverhalten und Alkoholkonsum zeigten sich eindeutige signifikante Unterschiede zwischen den Erwerbstätigen und Arbeitslosen, welche die Forschungsfrage bestätigen. Und auch bei der Depression wurde der ermittelte nicht signifikante Unterschied bei der Depression durch die umfangreiche Studienlage schließlich doch widerlegt, wodurch auch hier ein Unterschied zwischen langzeitarbeitslosen und erwerbstätigen Menschen vorliegt. Leider lagen, ausgenommen zwischen den Altersgruppen bei der Depression, keine signifikanten Unterschieden zwischen den Geschlechtern, Altersgruppen und Dauer der Arbeitslosigkeit in den verschiedenen Bereichen vor. Dies könnte, ähnlich des nicht vorhandenen signifikanten Unterschieds zwischen den erwerbstätigen und arbeitslosen Personen mit einer Depression, wieder an den zu kleinen Stichproben liegen. Trotzdem waren die anderen Ergebnisse äußerst aufschlussreich.

Abschließend lässt sich sagen, dass die Forschungslage zu der Gesundheit bei arbeitslosen und erwerbstätigen Menschen hervorragend ist, wodurch die Forschungsergebnisse einerseits gut nachvollziehbar und andrerseits repräsentativ sind. Die Stichproben in dieser Studie waren sehr heterogen und wurden nicht nach sozialer Schicht, Bildung, Herkunft etc. unterschieden, daher wäre es eine Idee, diese Stichproben in weiteren Studien noch mehr zu vereinheitlichen und so eine homogenere Stichprobe zu schaffen. Man könnte sich z.B. auf die psychische Gesundheit bei arbeitslosen und erwerbstätigen Menschen mit Abschluss einer höheren Schule (Matura/Abitur) fokussieren. Nach einer Darlegung des Forschungsstands und der eigens durchgeführten empirischen Untersuchung kann man trotz heterogener Stichproben sagen, dass eindeutige Unterschiede in der psychischen Gesundheit bei langzeitarbeitslosen und erwerbstätigen Menschen vorliegen und inzwischen vielfach nachgewiesen ist, dass arbeitslose, vor allem langzeitarbeitslose Menschen, einen deutlich schlechteren Gesundheitszustand im Vergleich zu erwerbstätigen Menschen aufweisen.

Literaturverzeichnis

Arbeitsmarktservice Österreich (2017). *Übersicht über den Arbeitsmarkt, September 2017.* Verfügbar unter <http://www.ams.at/_docs/001_uebersicht_aktuell.pdf (zuletzt eingesehen: 26.10.17> (zuletzt eingesehen am 26.10.2017).

Berry, J. D., Dyer, A., Cai, X, Garside, D. B., Ning, H. & Avis, T. (2012). Lifetime Risks of Cardiovascular Disease. *N Engl J Med 2012, 366*, 321-329. doi: 10.1056/NEJMoa1012848

Biffl, G., Faustmann, A., Gabriel, D., Leoni, T., Mayrhuber, C. & Rückert, E. (2011). *Psychische Belastungen der Arbeit und ihre Folgen.* Krems/Wien: Donau-Universität Krems (DUK), Department für Migration und Globalisierung.

Bohn, M. J., Babor, T. F. & Kranzler, H. R. (1995). The Alcohol Use Disorders Identification Test (AUDIT): validation of a screening instrument for use in medical settings. *J Stud Alcohol, 56(4),* 423-32. doi: 10.15288/jsa.1995.56.423

Bortz, J., Döring, N. (2006). *Forschungsmethoden und Evaluation für Human- und Sozialwissenschaftler.* Heidelberg: Springer Medizin

Bundesministerium für Gesundheit und Frauen (2017*). Internationale statistische Klassifikation der Krankheiten und verwandter Gesundheitsprobleme. 10. Revision – BMGF-Version 2017.* Verfügbar unter <https://www.bmgf.gv.at/cms/home/attachments/1/1/2/CH1241/CMS1287572751172/icd-10_bmgf_2017_-_systematisches_verzeichnis_sp1_neu.pdf> (zuletzt eingesehen am 14.11.2017).

Bundesministerium für Gesundheit und Frauen (2017). *Alkoholkonsum und mögliche Folgen.* Verfügbar unter <https://www.bmgf.gv.at/cms/home/attachments/2/6/2/CH1039/CMS1494576419229/alkoholkonsum_und_seine_folgen.pdf> (zuletzt eingesehen am 02.12.2017).

Dill, H. (2010). *Erschöpfende Arbeit. Gesundheit und Prävention in der flexiblen Arbeitswelt.* Bielefeld: Transcript.

Fagerström, K. (2012). Determinants of tobacco use and renaming the FTND to the Fagerström Test for Cigarette Dependence. *Nicotine & Tobacco Research, 14(1),* 75-78. doi: 10.1093/ntr/ntr137

Geue, K., Strauß, B. & Brähler, E. (2016). *Diagnostische Verfahren in der Psychotherapie* (3. Aufl.). Göttingen: Hogrefe.

Grieger, N. (2015). *Langzeitarbeitslosigkeit und Langzeitbeschäftigungslosigkeit. In: AMS Spezial Thema zum Arbeitsmarkt.* Wien: Arbeitsmarktservice Österreich, Abteilung Arbeitsmarktforschung und Berufsinformation.

Henkel, D. (1992). *Arbeitslosigkeit und Alkoholismus. Epidemiologische, ätiologische und diagnostische Zusammenhänge.* Weinheim: Deutscher Studien Verlag.

Hollederer, A. (2003). *The health status of the unemployed in German unemployment statistics.* Nürnberg: IAB.

IGES Institut (2014). *Belastung durch chronischen Stress. Sonderauswertung der Befragung der DAK-Gesundheit im Rahmen des Schwerpunktthemas 2014 – „Rushhour des Lebens".* Verfügbar unter <https://www.dak.de/dak/download/belastung-durch-chronischen-stress-sonderauswertung-1432950.pdf> (zuletzt eingesehen am 21.01.2018).

Jahoda, M., Lazarsfeld, P. F. & Zeisel, H. (1933*). Ein soziographischer Versuch über die Wirkungen langandauernder Arbeitslosigkeit.* Leipzig: Hirzel.

Kroll, L. E., Müters, S. & Dragano, N. (2011). *Arbeitsbelastungen und Gesundheit.* Berlin: Robert Koch-Institut.

Lampert, T., Kroll, L. E., Müters, S. & Stolzenberg, H. (2013). Messung des sozioökonomischen Status in der Studie „Gesundheit in Deutschland aktuell" (GEDA). *Bundesgesundheitsblatt, 56,* 131–143. doi: 10.1007/s00103-012-1583-3

Mehler-Wex, C. (2008). *Depressive Störungen. Manuale psychischer Störungen bei Kindern und Jugendlichen.* Berlin: Springer Science & Business Media.

Parrott, A. C. (1999). Does cigarette smoking cause stress? *American Psychologist, 54(10),* 817-820. doi: 10.1037//0003-066X.54.10.817

Piper, M. E., Kenford, S., Fiore, M. C. & Baker, T. B. (2013). Smoking Cessation and Quality of Life: Changes in Life Satisfaction Over Three Years Following a Quit Attempt. *Ann Behav Med., 43(2),* 262–270. doi: 10.1007/s12160-011-9329-2

Robert Koch-Institut (2017). *Krebs in Deutschland für 2013/2014.* Berlin: Gesellschaft der epidemiologischen Krebsregister in Deutschland e.V.

Schoberberg, R & Kunze, M, (2013). *Nikotinabhängigkeit: Diagnostik und Therapie.* Wien: Springer.

Stoppe, G. (2008). Depressionen im Alter. *Bundesgesundheitsblatt - Gesundheitsforschung - Gesundheitsschutz, 51,* 406-410. doi: 10.1007/s00103-008-0508-7

Süddeutsche Zeitung (2013). *Die Zeichen der Sucht.* Verfügbar unter <http://www.sueddeutsche.de/gesundheit/zeichen-der-nikotinabhaengigkeit-schon-wenige-zigaretten-taeglich-koennen-suechtig-machen-1.1736153-2> (zuletzt eingesehen am 17.11.2017).

Wintjen, L. & Petermann, F. (2010). Beck-Depressions-Inventar Revision (BDI–II). *Zeitschrift für Psychiatrie, Psychologie und Psychotherapie, 58,* 243-245. doi: 10.1024/1661-4747.a000033

World Health Organization (2017). *Depression. Fact sheet.* Verfügbar unter <http://www.who.int/mediacentre/factsheets/fs369/en/> (zuletzt eingesehen am 14.11.2017).

World Health Statistics (2017). *Monitoring health for the SDGs, Sustainable Development Goals.* Geneva: World Health Organization.

Abbildungsverzeichnis

Tabellenverzeichnis

Anhang

Fragebogen

Physische und psychische Gesundheit
bei Arbeitslosen im Vergleich zu Erwerbstätigen

Sehr geehrte Teilnehmerin, sehr geehrter Teilnehmer!

Danke, dass Sie an dieser Studie als Teil der Bachelorarbeit von Raphael Schabhüttl an der Universität Wien teilnehmen. Dieser Fragebogen besteht aus knapp 40 Fragen und ist in vier Kategorien eingeteilt. Bitte füllen Sie den gesamten Fragebogen aus und beantworten Sie die Fragen der Reihe nach, spontan und wahrheitsgetreu. *Alle Angaben, die sie im Rahmen dieser Untersuchung machen, werden streng vertraulich und anonym behandelt.*

Vielen Dank für Ihre Teilnahme!

Kategorie 1: Allgemeine Fragen

1) Geschlecht?   2) Alter? ......
☐ männlich
☐ weiblich

3) Sind Sie erwerbstätig?

☐ erwerbstätig

Welchen Beruf üben Sie derzeit aus? ....

Wie lange üben Sie diesen Beruf bereits aus? ....

Waren Sie schon einmal arbeitslos? ......   Falls zutreffend, wie lange? ....

☐ arbeitssuchend

Wie lange sind Sie schon arbeitssuchend? ....

Hatten Sie vorher einen Beruf? ......   Falls zutreffend, welchen? ....

Kategorie 2: Stimmungslage **der letzten zwei Wochen**

1) Traurigkeit
☐ Ich bin nicht traurig.
☐ Ich bin oft traurig.
☐ Ich bin ständig traurig.
☐ Ich bin so unruhig oder unglücklich, dass ich es nicht aushalten kann.

2) Pessimismus

☐ Ich bin nicht mutlos, was meine Zukunft angeht.
☐ Ich bin mutloser als früher, was meine Zukunft angeht.
☐ Ich glaube nicht, dass sich meine Lage verbessert.
☐ Ich habe das Gefühl, dass es keine Hoffnung gibt für meine Zukunft und es nur noch schlimmer wird.

3) Frühere Misserfolge

☐ Ich fühle mich nicht als Versager.
☐ Ich habe öfter versagt als ich sollte.
☐ Wenn ich zurückblicke, sehe ich eine Menge Misserfolge.
☐ Ich fühle mich persönlich als totaler Versager.

4) Verlust von Freude

☐ Ich habe so viel Freude wie immer an den Dingen, die mir Spaß machen.
☐ Ich habe nicht mehr so viel Spaß an den Dingen wie früher.
☐ Ich habe sehr wenig Freude an den Dingen, die mir früher Spaß gemacht haben.
☐ Ich habe keine Freude an den Dingen, die mir früher Spaß gemacht haben.

5) Schuldgefühle

☐ Ich habe keine besonderen Schuldgefühle.
☐ Ich habe bei vielen Dingen, die ich getan habe oder hätte tun sollen, Schuldgefühle.
☐ Ich habe die meiste Zeit Schuldgefühle.
☐ Ich habe ständig Schuldgefühle.

6) Gefühle, bestraft zu werden

☐ Ich habe nicht das Gefühl, für etwas bestraft zu werden.
☐ Ich habe das Gefühl, dass ich vielleicht für etwas bestraft werde.
☐ Ich glaube, dass ich für etwas bestraft werde.
☐ Ich habe das Gefühl, für etwas bestraft zu werden.

7) Abneigung gegen sich selbst

☐ Meine Gefühle mir gegenüber sind die gleichen geblieben.
☐ Ich habe das Vertrauen in mich verloren.
☐ Ich bin von mir selbst enttäuscht.
☐ Ich mag mich nicht.

8) Selbstvorwürfe

☐ Ich bin mir selbst gegenüber nicht kritischer als sonst und mache mir nicht mehr Vorwürfe als sonst.
☐ Ich bin mir selbst gegenüber kritischer als früher.
☐ Ich mache mir Vorwürfe für alle meine Fehler.
☐ Ich gebe mir die Schuld für alles Schlimme, was passiert.

9) Selbstmordgedanken oder -wünsche

☐ Ich denke nie daran, mich umzubringen.
☐ Ich habe Selbstmordgedanken, aber ich würde sie nicht ausführen.
☐ Ich möchte mich umbringen.
☐ Ich würde mich umbringen, wenn ich die Möglichkeit hätte.

10) Weinen

☐ Ich weine nicht mehr als früher.
☐ Ich weine mehr als früher.
☐ Ich weine wegen jeder Kleinigkeit.
☐ Mir ist nach Weinen zumute, aber ich kann nicht.

11) Unruhe
☐ Ich bin nicht unruhiger oder erregter als sonst.
☐ Ich bin unruhiger oder erregter als sonst.
☐ Ich bin so unruhig oder erregt, dass es schwer ist, mich nicht zu bewegen.
☐ Ich bin so unruhig oder erregt, dass ich ständig in Bewegung bleiben oder etwas tun muss.

12) Interesselosigkeit
☐ Ich habe das Interesse an anderen Menschen oder Tätigkeiten nicht verloren.
☐ Ich bin weniger an anderen Menschen oder Dingen interessiert als vorher.
☐ Ich habe mein Interesse an anderen Menschen oder Dingen zum größten Teil verloren.
☐ Es ist schwer, für irgendetwas Interesse aufzubringen.

13) Entschlussfähigkeit
☐ Ich treffe Entscheidungen etwa so leicht wie immer.
☐ Es fällt mir schwerer als sonst, Entscheidungen zu treffen.
☐ Ich habe viel größere Schwierigkeiten, Entscheidungen zu treffen als früher.
☐ Ich habe Mühe, überhaupt Entscheidungen zu treffen.

14) Wertlosigkeit
☐ Ich fühle mich nicht wertlos.
☐ Ich halte mich nicht für so wertvoll und nützlich wie früher.
☐ Ich habe das Gefühl, weniger wert zu sein als andere Menschen.
☐ Ich habe das Gefühl, völlig wertlos zu sein.

15) Verlust an Energie
☐ Ich habe so viel Energie wie immer.
☐ Ich habe weniger Energie als früher.
☐ Ich habe nicht genügend Energie, sehr viel zu tun.
☐ Ich habe nicht genügend Energie, irgendetwas zu tun.

16) Veränderungen der Schlafgewohnheiten
☐ Meine Schlafgewohnheiten haben sich nicht geändert.
☐ Ich schlafe etwas mehr als sonst.
☐ Ich schlafe etwas weniger als sonst.
☐ Ich schlafe viel mehr als sonst.
☐ Ich schlafe viel weniger als sonst.
☐ Ich schlafe die meiste Zeit des Tages.
☐ Ich wache 1-2 Stunden zu früh auf und kann dann nicht mehr einschlafen.

17) Reizbarkeit
☐ Ich bin nicht reizbarer als sonst.
☐ Ich bin reizbarer als sonst.
☐ Ich bin viel reizbarer als sonst.
☐ Ich bin ständig reizbar.

18) Veränderungen des Appetits
☐ Mein Appetit hat sich nicht verändert.
☐ Mein Appetit ist etwas kleiner als sonst.
☐ Mein Appetit ist etwas größer als sonst.
☐ Mein Appetit ist viel kleiner als vorher.
☐ Mein Appetit ist viel größer als vorher.
☐ Ich habe überhaupt keinen Appetit.
☐ Ich habe ständig großen Hunger.

19) Konzentrationsschwierigkeiten
- ☐ Ich kann mich so gut konzentrieren wie immer.
- ☐ Ich kann mich nicht so gut konzentrieren wie sonst.
- ☐ Es fällt mir schwer, mich sehr lange auf etwas zu konzentrieren.
- ☐ Ich kann mich auf gar nichts konzentrieren.

20) Müdigkeit
- ☐ Ich bin nicht müder als sonst.
- ☐ Ich werde schneller müde als sonst.
- ☐ Ich bin für viele Dinge, die ich früher gern getan habe, zu müde.
- ☐ Ich bin für die meisten Dinge, die ich früher gern getan habe, zu müde.

21) Verlust des Interesses an Sex
- ☐ Ich habe in letzter Zeit keine Veränderungen meines Interesses an Sex bemerkt.
- ☐ Ich habe weniger Interesse an Sex als früher.
- ☐ Ich habe jetzt viel weniger Interesse am Sex.
- ☐ Ich habe das Interesse an Sex völlig verloren.

Kategorie 3: Rauchverhalten

1) Rauchen Sie?
- ☐ Ja, ich bin regelmäßiger Raucher
- ☐ Ja, ich bin gelegentlicher Raucher
- ☐ Nein

Falls „Ja, ich bin regelmäßiger Raucher" zutrifft, bitte die weiteren Fragen beantworten:

2) Wann nach dem Aufstehen rauchen Sie Ihre erste Zigarette?
- ☐ nach 5 Minuten
- ☐ nach 6 - 30 Minuten
- ☐ nach 31 - 60 Minuten
- ☐ nach mehr als 60 Minuten

3) Finden Sie es schwierig, an Orten, wo das Rauchen verboten ist, das Rauchen zu unterlassen?
- ☐ ja
- ☐ nein

4) Auf welche Zigarette würden Sie nicht verzichten wollen?
- ☐ die erste am Morgen
- ☐ andere

5) Wie viele Zigaretten rauchen Sie im Allgemeinen pro Tag?
- ☐ 31 und mehr
- ☐ 21 - 30
- ☐ 11 - 20
- ☐ bis 10

---

6) Rauchen Sie am Morgen im Allgemeinen mehr als am Rest des Tages?
☐ ja
☐ nein

7) Kommt es vor, dass Sie rauchen, wenn Sie krank sind und tagsüber im Bett bleiben müssen?
☐ ja
☐ nein

Kategorie 4: Alkoholkonsum

1) Wie oft nehmen Sie ein alkoholisches Getränk zu sich?
☐ Nie *(falls zutreffend bitte keine weiteren Fragen beantworten)*
☐ 1 x im Monat oder weniger
☐ 2 - 4 x im Monat
☐ 2 - 4 x in der Woche
☐ 4 x oder mehr die Woche

2) Wenn Sie alkoholische Getränke zu sich nehmen, wie viel trinken Sie dann typischerweise an einem Tag?
☐ 1 oder 2
☐ 3 oder 4
☐ 5 oder 6
☐ 7 bis 9
☐ 10 oder mehr

3) Wie oft trinken Sie 6 oder mehr Gläser Alkohol bei einer Gelegenheit?
☐ Nie
☐ Weniger als 1 x im Monat
☐ 1 x im Monat
☐ 1 x in der Woche
☐ Täglich oder fast täglich

4) Wie oft haben Sie in den letzten 12 Monaten erlebt, dass Sie nicht mehr mit dem Trinken aufhören konnten, nachdem Sie einmal begonnen hatten?
☐ Nie
☐ Weniger als 1 x im Monat
☐ 1 x im Monat
☐ 1 x in der Woche
☐ Täglich oder fast täglich

5) Wie oft passierte es in den letzten 12 Monaten, dass Sie wegen des Trinkens Erwartungen, die man in der Familie, im Freundeskreis und im Berufsleben an Sie hatte, nicht mehr erfüllen konnten?

☐ Nie
☐ Weniger als 1 x im Monat
☐ 1 x im Monat
☐ 1 x in der Woche
☐ Täglich oder fast täglich

6) Wie oft brauchten Sie während der letzten 12 Monate am Morgen ein alkoholisches Getränk, um sich nach einem Abend mit viel Alkoholgenuss wieder fit zu fühlen?

☐ Nie
☐ Weniger als 1 x im Monat
☐ 1 x im Monat
☐ 1 x in der Woche
☐ Täglich oder fast täglich

7) Wie oft hatten Sie während der letzten 12 Monate wegen Ihrer Trinkgewohnheiten Schuldgefühle oder Gewissensbisse?

☐ Nie
☐ Weniger als 1 x im Monat
☐ 1 x im Monat
☐ 1 x in der Woche
☐ Täglich oder fast täglich

8) Wie oft haben Sie sich während der letzten 12 Monate nicht mehr an den vorangegangenen Abend erinnern können, weil Sie getrunken hatten?

☐ Nie
☐ Weniger als 1 x im Monat
☐ 1 x im Monat
☐ 1 x in der Woche
☐ Täglich oder fast täglich

9) Haben Sie sich oder eine andere Person unter Alkoholeinfluss schon einmal verletzt?

☐ Nein
☐ Ja, aber nicht im letzten Jahr
☐ Ja, während des letzten Jahres

10) Hat ein Verwandter, Freund oder auch ein Arzt schon einmal Bedenken wegen Ihres Trinkverhaltens geäußert oder vorgeschlagen, dass Sie Ihren Alkoholkonsum einschränken?

☐ Nein
☐ Ja, aber nicht im letzten Jahr
☐ Ja, während des letzten Jahres

Vielen Dank für Ihre Teilnahme! ☺

BEI GRIN MACHT SICH IHR WISSEN BEZAHLT

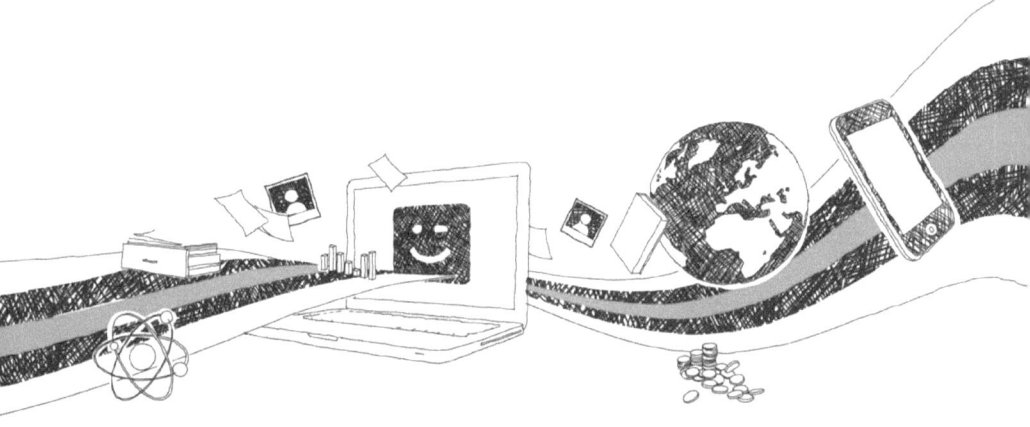

- Wir veröffentlichen Ihre Hausarbeit,
  Bachelor- und Masterarbeit

- Ihr eigenes eBook und Buch -
  weltweit in allen wichtigen Shops

- Verdienen Sie an jedem Verkauf

Jetzt bei www.GRIN.com hochladen und kostenlos publizieren